AF339573

NOTIONS PHYSIOLOGIQUES

SUR LA SENSIBILITÉ

DE LA

MUQUEUSE URINAIRE

ET LA

CONTRACTILITÉ DE L'URÈTRE

CHEZ L'HOMME,

PAR LE DR FÉLIX BRON,

CHEVALIER DE L'ÉPERON D'OR,

Chef de clinique chirurgicale, lauréat de l'École de médecine,
Ancien interne des hôpitaux de Lyon, membre de la Société impériale de médecine de Bordeaux,
De la Société des sciences médicales de Lyon,
De la Société de médecine et de chirurgie de Montpellier.

PARIS

IMPRIMERIE DE AD. R. LAINÉ ET J. HAVARD,
RUE DES SAINTS-PÈRES, 19.

1862

NOTIONS PHYSIOLOGIQUES

SUR LA

SENSIBILITÉ DE LA MUQUEUSE URINAIRE

ET LA

CONTRACTILITÉ DE L'URÈTRE CHEZ L'HOMME.

§ I.

La muqueuse urinaire présente, au point de vue de la sensibilité, des caractères généraux communs à toutes les muqueuses et des caractères particuliers qui lui sont propres. Soumise à deux ordres de fonctions qu'elle sert alternativement, ses propriétés varient suivant le rôle qu'elle remplit. Sa sensibilité est modifiée suivant l'acte auquel elle est soumise. Elle est multiple dans ses effets et variable dans ses degrés.

Comme les autres muqueuses, elle ne réagit pas contre les corps étrangers. Sa sensibilité s'émousse par le contact prolongé ou répété. Sa sécrétion seule est augmentée; elle n'arrive jamais à la suppuration s'il n'y a pas de lésion matérielle. Cette propriété est surtout visible dans l'urètre. La sensibilité dont le canal est doué est essentiellement soumise à l'influence de l'habitude, qui amène à l'indifférence la douleur comme le plaisir. La présence de la sonde qui pénètre pour la première fois dans l'urètre est cruelle le premier jour, mais elle devient promptement pénible, incommode et enfin insensible.

Le contact toutefois jouit seul de ce privilége, car les lésions faites à la muqueuse : pincements, distensions forcées ou déchirures, etc., sont suivies d'une réaction particulière, en rapport avec la lésion produite.

Cette sensibilité, étendue sur toute la surface muqueuse, varie suivant le siége où on l'étudie dans le canal : la sonde donne des sensations différentes selon la région qu'elle traverse. A partir du méat, dans une longueur de 3 à 4 centimètres, elle produit un sentiment de cuisson. Jusqu'à la courbure, la douleur est bien modérée. Là, soit à cause des tâtonnements dans le cathétérisme, soit parce que la sensibilité y est réellement plus développée, la douleur se reproduit. Elle diminue ensuite jusqu'au niveau du col vésical, où elle est vive et cuisante.

Dans la vessie, la muqueuse est insensible, — si l'on n'exerce sur elle ni pression ni brusquerie. Mais, avant de m'étendre sur ce sujet, je tiens ici à élucider la question des souffrances qu'éprouvent les calculeux. Elles semblent me démentir.

Les douleurs qu'occasionne la pierre tiennent à deux causes : 1° à la contraction vésicale : c'est à la fin de la miction qu'elles se produisent surtout : il y a, dans ce moment, violence de la part de l'organe qui exerce une pression sur le calcul, 2° au contact direct du corps étranger avec le col de la vessie, qui centralise en quelque sorte les sensations de tout l'appareil urinaire.

Les preuves de l'insensibilité de la muqueuse vésicale nous sont fournies en grand nombre par les calculeux eux-mêmes. Et j'ai remarqué, chez presque tous ceux qui ont été soumis à mon observation, que les douleurs qu'ils éprouvaient tenaient moins à la pierre elle-même qu'à la *névralgie* (1) qu'elle occasionnait. Rarement un calcul vésical existe sans qu'il surexcite la sensibilité des organes urinaires. Quand il est enchâtonné, qu'il n'a aucun rapport avec le col de la vessie, il n'y a pas de douleurs. Dans bien des cas, la pierre est restée longtemps inaperçue.

Dans le service de M. Barrier, au mois d'avril 1858, il y avait un jeune enfant calculeux : il éprouvait des douleurs atroces, des besoins incessants d'uriner et vidait incomplétement sa vessie. Cet enfant, depuis le début de sa maladie, n'avait goûté presque aucun repos. A quatre reprises on avait exploré les organes urinaires pour s'assurer de la présence de la pierre. Chaque exploration avait été suivie d'un mieux manifeste, — tellement grand ! qu'on en était venu à révoquer en doute l'existence de la pierre.

Est-ce parce que la sonde avait refoulé dans la vessie le calcul qui se trouvait près du col et surexcitait la sensibilité de l'appareil

---

(1) *Névralgie* n'est pas le mot qui convient, mais c'est celui qui répond le mieux à la nature des douleurs qu'éprouve le malade.

urinaire? — ou bien le passage de la sonde avait-il modifié la sensibilité sympathique du canal?

Ces deux raisons étaient admissibles.

Elles pouvaient être vraies toutes les deux. La première hypothèse nous amène à conclure que la vessie réagit peu par elle-même, parce que le calcul, quoique refoulé, ne repose pas moins sur la muqueuse. Par sa nature, la muqueuse vésicale est donc moins sensible que celles des autres portions des voies urinaires. Mais, d'un autre côté, comme l'amélioration qu'a éprouvée cet enfant a toujours suivi le cathétérisme, qu'on ait ou non rencontré la pierre, on peut bien l'attribuer aussi à la modification amenée par le passage de la sonde elle-même. Je dis plus, — et j'applique ceci, non pas au cas présent seulement, mais à tous en général : il est fort possible que tous les symptômes rationnels de la pierre soient dus exclusivement à l'exagération de la sensibilité urinaire : symptômes névropathiques ou névralgiques. Et ce qui me porte à le croire, c'est 1° la ressemblance des symptômes des maladies névralgiques avec les affections calculeuses. Tout le monde sait que des opérations ont été faites pour extraire des calculs qui n'existaient pas : cette méprise est arrivée à Roux lui-même. 2° L'impossibilité de distinguer ces deux maladies l'une de l'autre, si l'on n'acquiert pas la certitude par une exploration directe. 3° La disparition subite de tous les symptômes inquiétants par la modification amenée, dans bien des cas, par le simple cathétérisme. De plus, ne voit-on pas fréquemment des calculeux épuisés par la suppuration et la souffrance, dans un état d'affaissement capable d'enlever toute idée d'opération, être soulagés, et je dirais presque guéris, — par une simple séance de lithotritie, qui, au premier abord, semblait devoir multiplier les causes de douleurs? N'est-ce pas à la perturbation occasionnée par le passage réitéré du lithotriteur qu'il faut attribuer ce changement subit? Il est rare qu'un calculeux, vierge de tout traitement, ne se sente pas soulagé, même par le cathétérisme explorateur. Et cette modification heureuse amenée par le cathétérisme, et malgré la présence du calcul, n'est-elle pas une conséquence de l'action directe exercée sur la sensibilité exagérée? Si les souffrances reparaissent ensuite avec une nouvelle intensité, ce n'est que quelque temps après, alors que la mobilité des calculs a pu détruire l'heureuse influence du cathétérisme déjà éloignée. Et qu'on ne s'y trompe pas, l'habitude, dans ce cas, ne peut être invoquée. Le contact réitéré du calcul ne peut, dans aucun cas, avoir une action avantageuse sur la sensibilité du col vésical : il l'exalte toujours. Dans le cathétérisme, la sonde traverse le canal et le col de la vessie avec ménagement; elle pénètre doucement dans sa cavité; elle ne heurte aucune partie sensible. Une fois introduite, il n'y a plus qu'un simple contact. Cette action douce, lente et ménagée parvient toujours à émousser la sensibilité de la muqueuse urinaire. La pierre, au contraire, agace, irrite, frotte, enflamme quelquefois et frappe sans cesse le col de la vessie. Son action directe sollicite des contractions incessantes et, par contre, de violentes pressions. Dans ce contact, il n'y a rien de réglé, c'est une série de brusqueries. Les symptômes de l'affection calculeuse sont donc liés étroitement à ceux de l'affection nerveuse. Les souffrances sont les mêmes, et je crois pouvoir soutenir, jusqu'à preuve du contraire, que c'est à cette dernière affection que sont dus les symptômes rationnels de la pierre et non à la pierre elle-même.

C'est donc la douleur du canal et surtout du col, qui a fait attribuer à la vessie une sensibilité extraordinaire. Pour cette raison, pendant longtemps on a repoussé comme dangereuses les opérations tentées sur cet organe. La lithotritie, les injections de toute nature, dissipent ces craintes et nous confirment tous les jours dans cette opinion émise par M. Civiale, que *la sensibilité de la vessie est, sinon nulle, au moins fort obtuse.*

§ II.

L'urètre et le col vésical sont les deux parties des voies urinaires où la sensibilité est le plus développée. Aussi est-ce sur ces deux points que les sensations diverses portent généralement leurs effets et en font en quelque sorte un centre d'action.

La sensibilité de la muqueuse urinaire peut être surexcitée directement ou par sympathie. Les fonctions, en général, exercent toutes, les unes sur les autres, une influence physiologique que rien ne peut empêcher. L'appareil urinaire, un des premiers, ressent le contre-coup des lésions mêmes qui lui sont étrangères. Il en résulte fréquemment une modification dans sa sensibilité; elle est augmentée ou pervertie dans sa nature. Elle suit les péripéties de la lésion vitale ou traumatique à laquelle elle est liée. Son rôle est alors passif. Dans ces cas, la cause première est le corps vulnérant ou la lésion vitale, et l'exaltation de la sensibilité est le premier effet. Mais comme, dans quelques circonstances, que nous étudierons dans un travail ultérieur, cette cause première manque matériellement et est remplacée par une modification vitale insaisissable, il en résulte que nous sommes souvent obligés de prendre notre point de départ des accidents dans l'exagération même de la sensibilité. Que se passe-t-il dans les trois quarts des faits qui se présentent à nous? Cette influence s'étend en dehors de la sphère des voies urinaires, et porte ses effets sur des organes d'un ordre tout différent et sur des fonctions qui lui sont étrangères. Un calcul engagé dans l'uretère ou dans l'urètre provoque fréquemment des vomissements; le cathétérisme est quelquefois suivi d'accès de fièvre et, dans quelques circonstances, d'un état de spasme inquiétant. Tout le monde sait que les opérations, même les plus simples, faites sur les organes urinaires sont causes fréquentes de syncopes. De telle sorte que les fonctions digestives, le système nerveux, le système circulatoire et le système musculaire peuvent, par le fait seul d'une exaltation de la sensibilité urinaire, être fâcheusement influencés et troublés dans leurs fonctions. Or, si cette surexcitation provoque, par le fait seul de son existence, des sympathies sur les organes éloignés, si elle trouble des fonctions qui lui sont étrangères, nous ne pouvons moins faire que de lui reconnaître aussi un rôle *actif* auquel l'appareil organique en général ne peut se soustraire.

Remarquons, en outre, que dans tous les cas, qu'elle soit directe ou sympathique, active ou passive, n'importe la cause première et sa nature, quand la sensibilité urinaire est pervertie, c'est toujours dans le point où elle est le plus exagérée à l'état de santé, qu'on remarque les premières manifestations morbides. Ce n'est qu'à la longue et consécutivement que la douleur se propage à tout l'appareil urinaire, ce qui donne des souffrances sourdes qui s'étendent dans tout le bassin.

Résumons-nous. La muqueuse urétrale est la membrane où la vie est le plus active. Son contact avec différents liquides, sa sensibilité variable selon l'acte et selon la lésion qui la surexcite, l'influence qu'elle exerce sur les autres organes et celles qu'ils exercent à leur tour sur elle, rendent son action permanente. La surexcitation ou la perversion de cette sensibilité nous explique la variété des maladies qui en sont la conséquence et les formes protéiques que les lésions vitales affectent, quand elles sont sous sa dépendance. Liée aux lésions matérielles locales, et soumise aux influences générales, elle joue un rôle important dans l'étude des maladies des voies urinaires. Les modifications qu'elle éprouve sous l'influence des affections diverses rompent l'équilibre nécessaire à la régularisation de la fonction, et, partant, donnent toujours, au moins en apparence, de la gravité aux maladies concomitantes, parce que *toute altération de la sensibilité met en jeu l'excitabilité du système nerveux*, et par contre *la contractilité du système musculaire.*

§ III.

Quand on examine l'urètre, soit sur le vivant, soit sur le cadavre, on voit que ses parois sont aplaties l'une contre l'autre, et qu'il n'existe de *canal* que lorsqu'une force qui lui est étrangère déplisse les membranes qui le forment. D'un autre côté, nous sommes frappés de la différence qui existe dans le volume et la force du jet de l'urine et de la difficulté variable qu'on éprouve dans le cathétérisme. Cela tient-il à l'existence momentanée d'un obstacle matériel? — S'il en est ainsi, cet obstacle est passager, et la sonde ne peut pas toujours en révéler la nature : ce qui a amené les auteurs à attribuer ces faits à une cause inhérente au tissu même du canal. — Examinons donc s'ils tiennent à la tonicité, à l'élasticité ou à la contraction musculaire.

Depuis longtemps les opinions les plus divergentes ont été émises sur la structure de l'urètre, et la difficulté qu'on a dans la dissection de cet organe laisse encore aujourd'hui subsister des doutes aux anatomistes. Il est impossible, en effet, à l'œil, de reconnaître une direction de fibres musculaires. Une teinte rougeâtre, qui est due en grande partie au sang des petites veinules coupées par le scalpel, empêche de distinguer les différents éléments qui le composent. — Littré et Heister (*Anat.*, p 231) ont cru que l'urètre était entouré par une glande. Ledran (*Paral. des diff. man. de tirer la pierre*, p. 24) le croit membraneux. Winslow (*Exp. anat., etc., p.* 566) dit qu'il est formé par une substance spongieuse. Haller (*Elém. phys.*, t. VII, p. 468) croit que c'est une chair celluleuse. M. Mercier (*Recherches anat. path. sur les maladies des org. urin.*, p. 33) dit qu'il est fibro-spongieux. Duverney (*OEuv. anat.*) admet que ses parois sont formées par un muscle. Cruveilhier (*Anat. descr.*, t. III, p. 657), Guthrie,

Muller, décrivent un muscle qui entoure le canal de toutes parts. Pour ces auteurs, les parois sont membraneuses, mais fortifiées par des muscles intrinsèques.

Hunter, frappé de la variabilité qui existe dans la fonction urinaire et de la difficulté capricieuse du cathétérisme, n'a pas cru pouvoir l'attribuer à autre chose qu'au tissu musculaire qui formait, d'après lui, une couche importante de l'urètre dans toute son étendue. Il n'en a pas constaté anatomiquement l'existence, mais il a été conduit à l'admettre par le raisonnement. Home, son élève, a répandu cette idée ; et, pour donner plus de poids à ses assertions, il a prétendu avoir suivi cette couche dans toute l'étendue de l'urètre chez les grands animaux.

Depuis Hunter, on a cru reconnaître à l'urètre de l'homme des fibres propres : les unes circulaires, les autres longitudinales. Tels sont : Blandin et Amussat. MM. Velpeau, Malgaigne et Pétrequin partagent la même opinion et admettent, en outre, des faisceaux de renforcement en dehors des fibres circulaires et qui concourent au rétrécissement du canal.

M. Jarjavay admet l'existence des fibres musculaires de l'urètre, et il décrit des faisceaux qui partent de chaque côté des branches ischio-pubiennes. Elles contournent obliquement le canal en s'entre-croisant. Au devant d'elles se trouvent des fibres longitudinales, lisses, accumulées sur les parties antérieures et latérales du canal. Ces dernières sont très-pâles et forment une couche qui va en diminuant d'épaisseur d'arrière en avant.

Il est difficile de se faire une opinion sur l'élément musculeux de l'urètre, après avoir analysé toutes celles que nous donnent tous ces grands anatomistes. Nous sommes encore bien plus dans l'embarras quand nous voyons que la même divergence existe chez les auteurs qui se sont occupés de cette question au point de vue de l'anatomie comparée. Contrairement à Home, Ch. Bell et Shaw n'ont pu découvrir cette couche ni sur le taureau, ni sur l'âne, ni sur le cheval.

A côté de si nombreuses assertions, émanant d'hommes aussi autorisés, notre propre opinion n'a qu'une valeur bien secondaire. Voyons cependant ce qui se passe, peut-être aurons-nous quelques données qui serviront à nous fixer et nous permettront de conclure, au moins à *posteriori*.

§ IV.

Personne ne révoque en doute la contractilité des parois urétrales. Il est certain, qu'en dehors de toute action musculaire, l'urètre aide activement à l'expulsion de l'urine et des liquides qu'on
y injecte. Il ne faut pas non plus avoir sondé bien des malades
pour s'être aperçu que la sonde est plus ou moins repoussée au
dehors, si on n'a eu le soin de la fixer. Mais tous ces faits, et
ceux analogues, n'avancent en rien la question, parce qu'ils peuvent être interprétés d'une manière différente. Pour nous faciliter
la solution, étudions d'abord le cathétérisme d'une manière géné-
rale, puisque c'est lui qui nous donne le plus habituellement la
mesure du degré de contractilité.

Il n'est pas toujours facile de pénétrer un urètre sain. La longueur, les courbures, les différences de capacité, la contiguïté de
ses parois et leur sensibilité peuvent devenir la source de bien des
difficultés. Nous ne pouvons donc pas attribuer à la contraction
spasmodique bien des obstacles qui ne sont que la conséquence
d'une manière d'être.

Dans la portion pénienne, si la sonde suit l'axe de la verge, elle
vient buter contre la paroi supérieure du canal ; si, au niveau du
pubis, elle est dirigée directement en arrière, au lieu de s'incliner
en bas vers le périnée, elle bute encore contre la paroi supérieure. Le canal décrit une courbe plus ou moins prononcée du
gland à la face inférieure de la verge, et, de la symphyse du pubis jusqu'au bulbe, l'urètre descend plutôt qu'il ne s'enfonce.

Dans la portion membraneuse, les tissus se laissent déprimer
facilement ; et la sonde, si elle ne suit exactement le milieu de la
route qu'elle doit parcourir, peut rencontrer et être coiffée par
l'aponévrose moyenne. L'étroitesse naturelle de cette région augmente encore la difficulté du cathétérisme. A son orifice, elle
présente un large bourrelet circulaire, que M. Gély attribue au
plissement, que subit la muqueuse sous l'action contractile des
fibres qui l'enveloppent. Cet habile chirurgien de Nantes ne
croit pas que cette couche musculaire puisse, même en se contrac-
tant spasmodiquement, empêcher l'urine de passer. Elle peut cependant arrêter la sonde guidée par une main inexpérimentée.
Cette opinion confirme celle que j'aurai à émettre plus loin. —
C'est peut-être à cet obstacle que se rapportent quelques faits cités

par Boyer et Civiale, où l'on a cru reconnaître, dans une première exploration, un rétrécissement qu'un cathétérisme ultérieur n'a pu confirmer.

Quand l'orifice de la portion membraneuse est franchi, la sonde parcourt d'autant plus aisément le canal qu'il est plus large et que sa courbure se rapproche davantage de celle de l'instrument. Il y a ici de grandes différences selon les sujets. Le mouvement de bascule qui se fait alors présente de graves inconvénients chez quelques-uns. La sonde formant un bras de levier dont le point d'appui se fait sur l'anneau fibreux que présente l'aponévrose moyenne, peut froisser et blesser la paroi supérieure du canal (Gély). La contraction spasmodique des muscles du périnée favorise cet accident. D'un autre côté, la longueur de la portion membraneuse est très-variable; et cette observation, dont les travaux modernes ont parfaitement montré l'exactitude, ne nous permet pas d'accepter, sans restriction du moins, ce précepte répété par les auteurs : qu'il faut, dans le cathétérisme, *raser le pubis en le contournant*. Car, selon les sujets, il faut plus ou moins enfoncer la sonde avant de franchir l'orifice vésical. On peut constater, nous dit M. Gély (chap. V, p. 125), que chez les sujets qui présentent une grande élévation du col au-dessus du niveau de l'ouverture de l'aponévrose moyenne, il faut, pour faire parvenir l'extrémité de la sonde dans la portion prostatique, abaisser fortement la verge et soulever au contraire la partie du canal placée sous le pubis, de telle sorte que, si la disposition naturelle des parties ou leur état morbide ne permet pas ce double déplacement, la marche de la sonde sera certainement entravée ou ralentie en proportion du défaut de concordance des courbures.

Dans la partie profonde il se présente une nouvelle courbure, qui est tantôt au point de réunion de la portion membraneuse avec la portion prostatique, tantôt sur un point plus ou moins élevé de la prostate. Ce second coude, qui se remarque principalement sur la paroi inférieure, est peu marqué sur la paroi supérieure. Il se présente surtout dans l'âge avancé, quand l'hypertrophie de la prostate a modifié les conditions normales de cette région. C'est pour faciliter le cathétérisme dans les cas où elle existe, que M. Mercier a proposé une sonde coudée deux fois dans le même sens, à 6 ou 8 centimètres et à 2 ou 3 centimètres de son extrémité. La première, peu marquée, correspond à la dilatation bulbeuse; — la seconde, plus brusque, au coude prostatique.

Enfin, dans la région prostatique et au niveau du col vésical, le grand obstacle au cathétérisme est la disposition de la courbure ; car le canal y a généralement une largeur plus grande que dans la portion membraneuse, et son orifice dans la vessie offre un diamètre et une extensibilité qui permettent aux sondes du plus gros calibre de passer. Si elles sont arrêtées si souvent à ce niveau, c'est presque toujours parce qu'on n'a pu diriger le bec de la sonde suivant la ligne que représente l'axe du col vésical (Gély).

Dans cette esquisse faite à grands traits, nous trouvons déjà bien des obstacles au cathétérisme pratiqué dans d'aussi bonnes conditions que possible. Mais il suffit de les connaître pour les éviter, et Amussat, dont les travaux sont loin de confirmer notre opinion dans leur ensemble, nous donne cependant un appui dont la portée ne peut pas être passée sous silence. Après avoir isolé le canal d'un chien, il l'a piqué, il l'a pincé, et il a reconnu que, toutes les fois qu'il a présenté la sonde dans une bonne direction, aucune de ces excitations locales n'a pu l'empêcher d'avancer et de pénétrer dans la vessie. Il ne fait même pas d'exception pour la région musculeuse, qu'il considérait pourtant comme la seule capable de violentes contractions spasmodiques.

Ces expériences répétées un grand nombre de fois, jointes à ce que nous venons de dire sur les obstacles au cathétérisme, nous permettent donc de conclure tout d'abord que *le canal ne peut, en aucun cas, quand il est privé des contractions voisines, arréter, à lui seul, dans leur marche, les corps qui le pénètrent ; — qu'il ne présente par lui-même aucun obstacle réel, et que ceux qui ont été considérés comme le résultat du spasme sont dus, dans la majorité des cas, à une mauvaise direction de la sonde, ou à un défaut d'harmonie entre la courbure de la sonde et celle du canal.*

§ V.

Sur la foi des auteurs, — sans avoir pu le découvrir moi-même, — j'admets dans le canal une couche musculaire. A coup sûr, elle n'est pas bien forte, et partant bien puissante, puisqu'elle est révoquée en doute par un certain nombre. — Les micrographes la décrivent ; mais quelle action peut avoir une couche musculaire microscopique ? Elle pourrait tout au plus aider à la projection d'une injection urétrale abandonnée à elle-même, à la sortie du pus blennorrhagique, quand on a rompu la petite croûte qui oblitère le méat ou d'autres faits semblables. Mais l'élasticité suffit pour nous expliquer ces phénomènes. — Pour éclaircir ce point, qui pourrait rester continuellement en litige, voyons ce qui se passe quand cette propriété est exagérée.

En dehors de la constriction normale que le canal exerce toujours sur les corps qui le pénètrent, il y a souvent une constriction pathologique variable dans ses degrés. Elle se reconnaît non-seulement à la diminution momentanée du jet de l'urine, mais encore à la difficulté variable qu'éprouve le malade à uriner et le chirurgien à passer une sonde, qui, dans d'autres circonstances, s'est engagée avec la plus grande facilité. — L'obstacle tient-il au canal lui-même?

Ce n'est pas dans la région antérieure qu'on observe les spasmes; c'est toujours au niveau ou après avoir franchi la courbure. C'est que dans ces régions profondes les tâtonnements sont plus grands et la direction de la sonde moins sûre. Quelques conditions pathologiques gênent encore le cathétérisme, sans que pour cela il existe un *rétrécissement*. Je souligne ce mot, je reviendrai plus loin sur le sens qu'on doit lui donner dans le cas qui nous occupe. — L'inflammation profonde du canal est une des causes les plus fréquentes. Aiguë ou chronique, elle surexcite la sensibilité et la contraction sympathique des muscles de l'appareil urinaire. Le passage de la sonde, dans ces conditions, augmente l'énergie des contractions qui compriment déjà les parois du canal; elles exagèrent sa courbure et le fixent assez pour rendre difficile tout redressement. Les sondes alors dont la courbure ne coïncide pas exactement avec celle de l'urètre éprouvent donc une grande difficulté dans leur marche; et, comme le plus souvent elles *butent* contre une déviation exagérée, elles ne peuvent pénétrer dans la région profonde. M. Gély, qui a étudié cette question, au point de vue du cathétérisme, avec toute la sagacité d'un éminent professeur, nous montre très-bien que la contraction des muscles bulbo-caverneux, du sphincter anal et du transverse, en donnant un point d'appui plus solide à la sonde, fait reporter en haut tout l'effort du mouvement de levier qui, dans les conditions ordinaires, est en partie neutralisé par la dépression du périnée. » En même temps la contractilité de la portion membraneuse mise en jeu empêche l'instrument de pénétrer dans cette partie du canal. Les moindres mouvements de la sonde déterminent des douleurs qui réveillent de nouvelles contractions et

retardent d'autant la marche vers la vessie. C'est surtout en approchant du col qu'elle éprouve le plus d'obstacles, parce que
c'est là d'ordinaire que siége l'inflammation et que c'est là que
le mouvement de bascule agit avec d'autant plus de violence
contre la paroi supérieure que les parties moyennes de la courbure urétrale jouissent de moins de souplesse et de mobilité. »
(Gély, p. 142.) Quand il y a *spasme*, il y a donc *courbure exagérée du canal* et non rétrécissement. Nous devons à M. Mercier
cette connaissance exacte; et elle est, à mon sens, d'une très-
grande valeur.

Étudions, à présent, anatomiquement la région où l'on rencontre le plus souvent les spasmes.

Le releveur de l'anus, qui forme à lui seul presque tout le plancher de l'excavation du bassin, s'insère en haut et en dehors sur
une arcade tendineuse dont les extrémités sont fixées sur le corps
du pubis et l'épine sciatique. De là, les fibres se portent en bas
et en dedans, convergeant les unes vers les autres. Les antérieures
sont très-obliques en arrière; quelques-unes d'entre elles passent
sur les côtés de l'anus et vont se terminer au devant du coccyx.
Les autres restent en avant de l'anus et embrassent les parties
latérales et inférieures de l'urètre au niveau de la portion membraneuse. Elles forment derrière cette région un entre-croisement
avec celles du côté opposé et se continuent ensuite avec les fibres
longitudinales du rectum.

Cette portion du muscle releveur de l'anus forme donc ainsi
une anse à travers laquelle passe le canal de l'urètre. Que les
fibres de cette anse se contractent, puisque le point fixe se trouve
au pubis, la portion de l'urètre qu'elles embrassent sera forcément attirée en haut et en avant, et la courbure du canal augmentée. Mais il n'y a pas diminution de calibre pour cela. C'est peut-
être eu égard à cette disposition anatomique que le cathétérisme
présente des difficultés si variables; c'est aussi pourquoi une bougie à courbure exagérée ou présentant un collet souple derrière
un renflement terminal, passe généralement mieux.

Le canal peut donc être étranger à la contractilité violente qu'on
y rencontre si souvent. La pression que les sondes éprouvent quand
on les retire, tient, dans la partie profonde, à une pression en
sens inverse qui se fait sur différents points de leur longueur.
C'est au moins d'autant plus probable, qu'une fois que la tige ne
subit plus qu'une seule pression, souvent elle tourne dans les doigts
et change de direction en même temps qu'elle vient plus aisément.

Dans la partie antérieure, je ne crois pas qu'on ait jamais cité des faits prouvant l'existence d'un spasme. La difficulté qu'on a d'y faire cheminer une sonde tient souvent à l'étroitesse relative du méat, qui fait, à lui seul, toute la résistance. Si on n'a pas la précaution de tenir la verge fixe, elle vient en masse et suit l'instrument quand on le retire : mais c'est plutôt parce que les parois urétrales tiraillées perdent en largeur ce qu'elles gagnent en longueur. Dans ces conditions le frottement est plus fort, ce qui augmente encore la résistance.

Ces phénomènes, que nous pouvons appeler physiques, n'agissent pas toujours seuls. La constriction d'une sonde n'est pas un fait simple et ne peut être attribuée exclusivement à l'action musculaire, directe ou non. Il y a aussi des phénomènes physiologiques dont il faut tenir compte. Chez quelques sujets impressionnables, il survient une demi-érection dès que la sonde est en contact avec le canal et ne peut le parcourir qu'avec la plus grande difficulté. — M. Béniqué, frappé probablement de ce fait, et ayant remarqué que c'était chez ces malades surtout que le spasme se montrait le plus fréquent, a cru trouver une explication au spasme lui-même. Comme le tissu qui forme les parois du canal est susceptible de varier d'épaisseur, il a pensé que la diminution du calibre pouvait être l'effet du refoulement de la membrane interne vers le centre du canal, par le fait de la congestion du tissu spongieux. — Il y a là encore incontestablement une partie de la vérité.

Quand on fait une injection anatomique dans l'organe viril, on voit le corps spongieux s'injecter exclusivement au corps caverneux, et réciproquement. La circulation de l'urètre est donc indépendante de la circulation de la verge : le corps spongieux et le corps caverneux peuvent entrer isolément en érection. Quand il y a érection complète, il y a turgescence des deux systèmes. Cette turgescence est due, en grande partie, à une compression musculaire; si cette compression ne s'exerce que sur les veines de l'urètre, l'urètre seul entre en érection. « Le muscle bulbo-caverneux est admirablement placé pour produire cet effet isolé, puisqu'il embrasse circulairement le corps caverneux. Sa contraction peut donc arrêter le retour du sang veineux de l'urètre, tandis que l'artère du bulbe, plus profondément placée, échappe à cette compression et continue d'apporter le sang dans le corps spongieux. »

La congestion du tissu spongieux dure donc autant que la contraction musculaire; elle modifie le diamètre du canal et tend à en diminuer le calibre. Voici une expérience cadavérique qui étaye cette opinion. Quand on injecte le corps spongieux après avoir introduit une bougie dans l'urètre, plus on pousse avec force le piston de la seringue, plus on a de peine à enfoncer ou à retirer la bougie. Si on suspend la pression, le tissu spongieux se vide en vertu de son élasticité, et le poids seul de la bougie suffit pour la faire sortir du canal.

Cette expérience peut-elle nous expliquer la contractilité de l'urètre? Elle nous montre au moins que dans le resserrement du canal l'action est complexe. Je crois que cet effet ne peut pas plus être attribué à la dilatation seule des aréoles qu'à la contraction seule des muscles, de même qu'on ne peut complétement mettre de côté l'élasticité naturelle des tissus. Toutes ces propriétés agissent dans le même sens et contribuent au même effet.

§ VI.

Il me reste à formuler une dernière question.

Existe-t-il dans le canal des rétrécissements spasmodiques? — Si on entend par *rétrécissement* une diminution du calibre par le retrait concentrique des parois, je crois que non. Il m'est bien arrivé, comme à tous les chirurgiens, d'être arrêté vers la courbure du canal et de sentir la sonde fortement serrée. J'ai dit plus haut comment et pourquoi elle était ainsi tenue; mais je ne me rappelle pas un seul fait qui me soit personnel, où, en inclinant légèrement le bec de la sonde dans un sens ou dans l'autre, en faisant le tour de maître ou toute autre petite manœuvre indiquée par les sensations du moment, il ne m'ait pas été possible de franchir l'obstacle qui m'arrêtait. — S'il y avait un rétrécissement spasmodique, il existerait dans la région membraneuse; et, si on l'attribue à la contraction des fibres musculaires de cette région, il aurait une étendue égale à cette portion du canal. Or il n'en est pas ainsi habituellement. Quand il y a spasme, l'obstacle est le plus souvent situé en arrière du bulbe, et il est linéaire. Il forme un plan résistant contre lequel vient buter la sonde, et dès qu'elle l'a franchi, — ne fût-ce que de 4 à 5 millimètres, — elle chemine sans plus éprouver de constriction. S'il y avait rétrécissement par spasme, on mesurerait son degré par le volume de la sonde, tout comme on mesure le degré d'étroitesse d'un rétrécissement organique. Mais l'expérience nous montre que les grosses sondes sont celles qui passent le mieux !

Ne perdons pas de vue qu'il n'est ici question que du canal sain.

Quand il existe un rétrécissement organique, les choses, sans changer dans leur manière d'être, présentent cependant quelques modifications et nécessitent l'emploi de bougies relativement plus petites. Si l'urètre présente des altérations, sa contractilité est plus grande et les spasmes sont plus fréquents. Et ce qu'on a appelé *spasme des rétrécissements* n'est autre chose que le spasme tel que nous venons de le décrire. Hunter l'attribuait au rétrécissement lui-même. Mais sa nature ne nous permet pas d'admettre que ce soit lui qui se resserre ainsi; tout au plus est-il susceptible d'un peu de gonflement. Si le spasme est plus fréquent dans ces conditions, c'est que la sensibilité est toujours plus grande. Elle est entretenue par l'altération organique elle-même; et, comme la douleur provoque toujours de nouvelles contractions, il en résulte une susceptibilité locale qui, en modifiant les courbures du canal, comme nous l'avons dit plus haut, rend infranchissables des coarctations peu avancées.

Faut-il croire que le spasme du canal peut amener une rétention d'urine? Leroy d'Étiolles (*Bibl. du méd. prat.*, t. IV, p. 200) — et bien d'autres — le nient; mais cet auteur cite cet accident comme un *fait capital*. Est-ce à dire que la rétention peut être occasionnée directement par un rétrécissement organique? Nous croyons la chose impossible dans tous les cas. Et si cet accident est le résultat d'une lésion quelconque, c'est que les effets portent non point sur le canal, mais sur le col de la vessie. Comment croire qu'un rétrécissement puisse occasionner une rétention d'urine? Il faut si peu pour la laisser passer ! Et, quand elle est chassée dans le canal, elle a une force si grande qu'on ne peut supposer que les muscles, si tant est qu'ils agissent dans ce sens, puissent arrêter le jet qui se produit derrière l'obstacle. Qu'on juge d'ailleurs de la douleur que cet arrêt forcé produirait en comprimant la verge quand on urine. On comprendra mieux alors l'importance de cette interprétation et combien une opinion contraire est erronée. D'ailleurs, si l'urine ne pouvait passer, pourquoi le sperme, qui est plus épais, passerait-il dans les mêmes conditions, lui qui ne traverse le canal que dans le moment le plus fort de l'éréthisme? — Jusqu'à preuve du contraire, je crois donc que le spasme du canal, comme que ce soit qu'on l'explique, pas plus qu'un rétrécissement organique, ne peut produire une rétention d'urine.

En résumé : Le canal jouit d'une contractilité très-limitée qui est due à l'élasticité des tissus. — Quand il est privé des contractions voisines, il ne peut, à lui seul, arrêter la sonde qui le pénètre.

Le spasme est occasionné surtout par la contraction du releveur de l'anus (muscle pelvien de Mercier). Il produit une déviation du canal, — mais non un rétrécissement.

Paris. — Imprimerie de Ad. R. Lainé et J. Havard, rue Jacob, 56.